AF298895

ESSAI

SUR LES

EAUX MINÉRALES

DE

BOURBONNE-LES-BAINS.

PAR M. MAGISTEL,

CHIRURGIEN EMPLOYÉ A L'HÔPITAL MILITAIRE DU VAL-DE-GRACE.

Optimæ crede fidei.

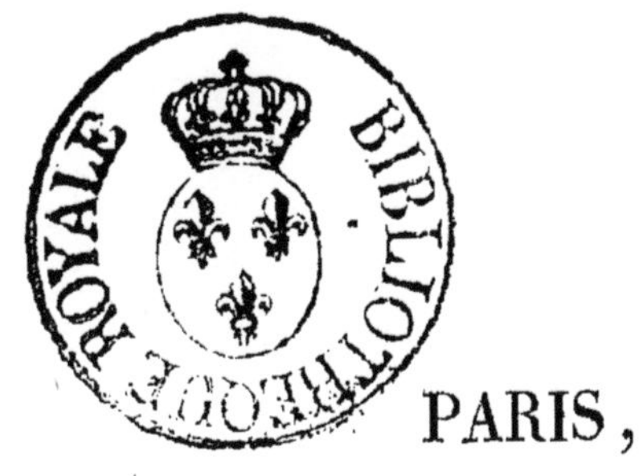

PARIS,

CHEZ J.-B. BAILLIÈRE, LIBRAIRE – ÉDITEUR,

RUE ET VIS-A-VIS L'ÉCOLE DE MÉDECINE, N° 13 bis ;

A LONDRES, MÊME MAISON,

3 BEDFORD STREET, BEDFORD SQUARE.

ET CHEZ PONTHIEU ET Cᵉ., PALAIS-ROYAL.

1828.

IMPRIMERIE DE C. THUAÜ,
RUE DU CLOÎTRE S.-BENOÎT N.4.

comme une légère preuve de ma reconnaissance, le premier fruit de mes observations.

Veuillez accueillir, mon cher Oncle, les sentimens respectueux de votre Neveu.

Magistel.

PRÉLIMINAIRES.

Les eaux thermales de Bourbonne ont
été étudiées par des hommes distingués
qui tous n'ont pas été d'accord sur leurs
propriétés, tant physiques et chimiques
que médicales. Cette différence d'opinion
provient sans doute de la variété des cir-
constances dans lesquelles ces eaux salines ont été l'objet de leur étude et de
leurs recherches.

Sachant parfaitement que l'on ne peut
traiter un sujet en médecine que d'après
des faits et de nombreuses observations,
j'ai lu les divers auteurs qui se sont occu-
pés des eaux ; j'ai cherché à m'assurer par
ma propre expérience des assertions des
uns et des autres ; enfin, j'ai suivi les
cliniques de deux médecins distingués,
MM. Ballart et Therrin, auxquels le mi-

nistre de la guerre a confié les soins de l'hôpital militaire, et ce n'est qu'après m'être éclairé de leurs conseils, et avoir vu un grand nombre de maladies, que je me suis hasardé à écrire sur les eaux de Bourbonne. Si les malades, aux soins desquels j'ai voué ma carrière, peuvent, dans cet opuscule, trouver quelque avertissement salutaire, et si j'ai répondu à la confiance que m'a montrée M. le docteur Gama, chirurgien en chef de l'hôpital militaire du Val-de-Grâce, lorsqu'il m'a désigné pour faire partie du personnel de l'hôpital de Bourbonne, j'aurai rempli mon but.

Après avoir donné une idée générale de Bourbonne, j'exposerai les propriétés physiques et chimiques de ses eaux thermales; je parlerai de leur mode d'administration, de leur action sur l'économie, du régime que doivent observer les malades; enfin, je terminerai par des considérations générales sur les maladies qui en réclament l'usage.

ESSAI

SUR LES

EAUX MINÉRALES

DE

BOURBONNE-LES-BAINS.

CHAPITRE PREMIER.

Bourbonne-les-Bains est une petite ville du département de la Haute-Marne, située à trente-deux myriamètres, sud-est de Paris; elle est bâtie sur le plateau d'une colline, et dans deux vallons adjacens; des montagnes assez élevées l'environnent et la protègent contre les ouragans qui sont fréquens dans cette contrée.

Deux ruisseaux arrosent Bourbonne : l'un, nommé *ruisseau de Bornes*, traverse le vallon du sud; le second, *l'Apance*, reçoit les eaux du premier, arrose le vallon du nord et va se perdre dans la Saône. Le vallon du sud, situé entre deux montagnes, est exposé à des inondations qui sont d'autant plus préjudiciables aux habitans, que les bains sont situés dans cette partie de la ville ; l'eau, descendant avec rapidité des montagnes voisines, afflue dans ce quartier, et n'a pour la conduire à l'Apance que le lit du petit ruisseau de Bornes. Le 11 mai 1822, une trombe tomba à la suite d'un orage violent à peu de distance des bains civils, et y forma une excavation assez considérable ; les rues furent couvertes de cinq pieds d'eau.

Il existe à Bourbonne trois promenades publiques : l'une, dans l'établissement des bains civils, est peu fréquentée ; la seconde, promenade d'Orfeuil, en est peu éloignée. M. Dorfeuil, intendant de Champagne, la fit planter en 1770. La troisième formait autrefois le parc d'un petit château qui appartint aux ducs de Montmorency et en a conservé le nom ; elle est la plus agréable, mais peu d'étrangers y dirigent habituellement leurs pas ; elle est située sur le penchant de la colline, du côté du nord. Les malades ne peuvent sans beaucoup se fatiguer remonter la ville haute qui domine les bains.

La place la plus remarquable est celle de l'Hôtel-de-Ville ; sur cette place nous trouvons l'Hôtel-de-Ville où de fort belles salles ont été construites récemment. Ces salles étaient destinées aux affaires municipales, et spécialement à servir de lieu de réunion pour les habitans et les étrangers. Pendant la saison des eaux, les malades peuvent trouver à Bourbonne toutes les distractions qu'exige leur état. On a senti qu'il était de l'intérêt des habitans d'attirer dans cette ville, non-seulement les malades dont la santé réclame impérieusement l'usage des eaux, mais encore les personnes qui, fatiguées des travaux de cabinet et de la vie des grandes villes, peuvent y venir chercher des distractions plutôt qu'ailleurs.

Non loin de l'Hôtel-de-Ville est l'église qui ne présente rien de remarquable ; elle était d'architecture gothique. Elle fut bâtie par les Romains. Brûlée en 1717, mal réparée peu d'années après, elle exigerait encore aujourd'hui de grandes réparations. On a le projet d'en édifier une autre.

A peu de distance de l'église, au nord-ouest et toujours dans la ville haute, est le château de Bourbonne ; le propriétaire actuel a fait bâtir une assez belle maison à la place d'une partie de ce vieux monument; il en a embelli le jardin qui auparavant était inculte. On ne saurait trop le remercier de l'affabilité avec laquelle il reçoit les étrangers, qui préfèrent, en général, cette promenade à celles de la ville.

Sur la colline qui est derrière les bains civils était autrefois un prieuré dont la fondation remonte au dixième siècle; dans la rue des Capucins était un couvent de moines de cet ordre.

Bourbonne est abondamment pourvue d'eau douce par plusieurs fontaines que le zèle administratif et philantropique du maire a fait construire depuis deux ans.

Les maisons sont en général bien bâties, mais mal distribuées; la population se compose d'environ 3,500 habitans; pendant la saison des eaux, il y a presque constamment six ou huit cents étrangers, y compris les militaires.

La ville aurait peu de ressources commerciales sans l'établissement de ses eaux thermales; le terrain est argilleux, assez fertile. A peu de distance, on trouve une carrière d'un beau gypse. Le vin que l'on y récolte en abondance est de bonne qualité ; les botanistes peuvent faire dans les bois voisins des récoltes assez abondantes.

L'établissement des bains civils est situé dans le vallon du sud ; quoique l'on y signale plusieurs vices de construction, il est un des plus beaux et des plus commodes qui existent. Il contient cinquante baignoires dans des cabinets particuliers, dix-huit tuyaux de douches, deux bains à vapeur, et deux bassins ou piscines dans lesquels se baigne la classe indigente.

A cinquante toises de là est l'hôpital militaire ; il peut recevoir six cents malades dont cent officiers. Il y a trois salles de bains : l'une pour les officiers supérieurs, la seconde pour les officiers, la troisième pour les soldats. Celle-ci renferme deux larges piscines où cent hommes peuvent se baigner à la fois ; dix tuyaux de douches, huit ou dix baignoires pour les militaires que l'on ne peut mettre dans les bassins ; un bain d'étuves commun aux officiers et aux soldats. On a l'intention d'en faire construire un second pour les officiers. Les baignoires de ces derniers sont au nombre de vingt-deux, et au niveau du sol ; il y a sept tuyaux de douches.

La salle des officiers supérieurs ne contient que quatre baignoires et deux douches. Chaque année, l'hôpital est ouvert du 1er juin au 1er octobre ; les militaires arrivent à deux époques, au 1er juin et au 1er août. Le service de l'hôpital était autrefois un peu négligé ; la bonne administration de M. le sous-intendant Garnier, et les soins de MM. Ballart et Therrin en ont fait un des établissemens militaires les mieux tenus ; ce qui est peu commun pour les hôpitaux temporaires, comme l'est celui de Bourbonne.

Après avoir exposé succinctement l'état actuel de cette ville et de ses bains, nous allons examiner ce qu'elle était autrefois, et comment elle est arrivée au point où nous la trouvons maintenant.

Les eaux thermales de Bourbonne doivent avoir été connues dès la plus haute antiquité. Les Romains paraissent être les premiers qui y aient attaché une grande importance médicale, et aient fondé des établissemens destinés à recevoir des malades.

Le nom de Bourbonne vient de deux mots celtiques, *verv* et *von*, qui signifient chaude fontaine. Le même nom a été donné à plusieurs villes qui ont des eaux thermales dans le Bourbonnais. La ville dont nous nous occupons actuellement était comprise dans la province de Champagne; en 1750, elle dépendait encore du baillage de Coëffy, qui maintenant n'est plus qu'un village. Ce n'est que depuis la restauration de l'évêché de Langres que son église ne fait plus partie du diocèse de Besançon. Elle est maintenant chef-lieu de canton, et a conséquemment une justice de paix.

Le château de Bourbonne fut, dit-on, construit en 612, sur l'emplacement d'un ancien temple; on en attribue la fondation à Thierry II, roi de Bourgogne. Il fut en partie détruit en 1717 par un incendie qui dévasta toute la ville. Les archives de Bourbonne y furent brûlées; aussi connaît-on peu son histoire depuis la fondation de son château jusqu'à l'époque où il fut incendié. Il fut presque entièrement détruit en 1783; les pierres servirent à établir un bâtiment au-dessus du réservoir principal des eaux thermales. De ce château, qui avait été construit pour être une petite forteresse, il ne reste plus qu'un vieux donjon. Le comte d'Ogny est le dernier seigneur qui l'ait possédé. Il a été totalement démembré, ainsi que ses dépendances, en 1822. Des ruines qui existent sur les plateaux de Denrémont, de Coëffy-le-Haut, de Varennes, ne laissent aucun doute sur l'existence de châteaux-forts dans le temps où chaque seigneur croyait avoir le droit de faire la guerre à son souverain.

En 1603, Henri IV nomma des sur-intendans chargés de surveiller l'administration des bains d'eau thermale. On fit des fouilles auprès des sources minérales, et on trouva une inscription latine qui, selon Dunod, remonte au troisième siècle. Quelques auteurs se sont beaucoup fatigués pour interpréter cette inscription.

Le sens qui m'en a paru le plus raisonnable est celui-ci :

A Orvonne, déesse des Thermes. C. Jatinius, Romain dans les Gaules, pour le salut de Cocille : vœu de son fils.

Jusqu'en 1763, les seigneurs de Bourbonne eurent la propriété des bains civils ; les malades se baignaient dans des maisons particulières ; alors les sources n'étaient encore couvertes que d'un hangard. Jean-le-Bon, décrivant les eaux de Bourbonne en 1590, parle d'un bassin où chacun venait se baigner sans distinction de sexes. En 1763, M. de Chartraire entreprit la reconstruction des bains ; on trouva d'anciens travaux situés à plus de quinze mètres au-dessous du sol. Une élévation aussi considérable du niveau des terres semblerait annoncer que l'on faisait usage des eaux long-temps avant l'invasion des Gaules par les Romains.

Lors de la construction des bains militaires, ou trouva un aqueduc et un pavé de marbre à plus de six pieds de profondeur, et un grand nombre de médailles. Au bout de la rue Vellonne sont les restes d'une ancienne chaussée auprès de laquelle on a trouvé, en 1803, plusieurs figures de pierre.

En 1783, M. Davaux fit élever un bâtiment sur le réservoir principal ; on trouva, dans les fouilles que l'on fut obligé de faire, plusieurs antiquités curieuses. M. le docteur Therrin a conservé un vase artistement sculpté, sur lequel sont représentées les vertus théologales.

En 1812, le gouvernement a acheté la propriété des bains civils, y a nommé un médecin inspecteur et un régisseur.

En 1732, Louis XV fonda l'hôpital militaire agrandi par Louis XVI en 1785. Le gouvernement se propose encore d'y faire incessamment quelques améliorations.

On avait conçu le plan d'un hôpital civil en 1702; plusieurs fois on l'a renouvelé depuis cette époque. M. le curé a même signalé dernièrement sa bienfaisance et sa charité, en offrant de se charger de la direction d'un établissement destiné aux malheureux, moyennant une somme assez modique, mais on n'a pas encore mis ses projets à exécution.

Les villages les plus voisins de Bourbonne sont : du nord à l'ouest et du sud à l'ouest, Aigremont, Pouilly, Danrémont, Laneuvelle, Coëffy-le-Haut, Montcharvot, Fresne-sur-Apance ; à l'ouest, Parnot, Beaucharmoy ; au nord, Arnoncourt, Larivière, Serqueux ; à l'est, Villars, Enfonvelle, Mélay ; au midi, Genrupt (1).

Le climat de Bourbonne est assez agréa-

---

(1) On trouve à la rivière une source contenant particulièrement des carbonates et de l'acide carbonique libre. Cette eau s'emploie avec succès dans les maladies des voies urinaires. M. Bastien, pharmacien à Bourbonne, est le propriétaire de cette source.

ble. Il n'y existe point de maladie endémique.

A quelques lieues de Bourbonne on a remarqué souvent des épidémies de fièvre intermittente. Les personnes qui habitent les lieux élevés sont souvent atteintes de fièvres ataxiques ; la pustule maligne y sévit quelquefois. On voit beaucoup d'hypertrophies du corps thyroïde (goîtres), chez les deux sexes, mais principament chez les femmes.

Je n'établirai point de parallèle entre les eaux thermales de Bourbonne et celles de quelques autres villes, dont elles ne diffèrent, pour ainsi dire, que par les proportions des sels qu'elles contiennent. Leur action médicale est beaucoup plus active, et rien n'est plus facile que de la modérer, tandis qu'on ne peut point augmenter celle des eaux de Plombières, etc. On doit donc préférer presque constamment les eaux de Bourbonne-les-Bains.

CHAPITRE II.

L'eau thermale de Bourbonne est transparente, limpide, plus pesante que l'eau commune. Si celle-ci pèse 1000, l'eau thermale pèsera 1006. Elle donne au toucher une impression douce et huileuse. Sa saveur est légèrement salée, douceâtre; on pourrait la comparer à du bouillon de veau un peu salé. Lorsqu'elle est froide, elle est d'un goût fade; elle n'a point d'odeur. Il se dégage cependant dans les établissemens une odeur d'hydrogène sulfuré qui avait fait penser à M. Athénas, pharmacien en chef de l'hôpital, qu'il pourrait y découvrir ce gaz; ses essais ont été infructueux. Elle paraît due à la décomposition des sulfates qui existent dans ces eaux, décomposition qui n'a lieu que par le repos.

Il s'élève constamment, de la fontaine et des puisards, une vapeur aqueuse plus considérable dans l'hiver et les temps de pluie. Ce phénomène lui est commun avec tous les liquides chauds, et la quantité de vapeur apparente est relative à la température de l'atmosphère ; elle laisse échapper de petites bulles d'air semblables à celles qui s'élèvent du vin de Champagne. Mais ici ce n'est point de l'acide carbonique seulement qui se dégage ; les bulles ne sont pas aussi nombreuses, et ne pétillent pas de la même manière. M. Athénas les a recueillies et analysées avec soin. Sur cent parties, il a trouvé :

Acide carbonique	18.
Oxigène.	4,51.
Azote.	77,49.

Voilà l'opinion la plus probable sur la formation de ces bulles : le dégagement de l'acide carbonique serait dû, presque en totalité, à la réaction que les sels peuvent avoir sur des carbonates. Dans les cavités souterraines, où l'eau rencontre les élémens de sa minéralisation, elle rencontre une assez grande quantité d'air qu'elle décompose ; le surplus des gaz dont elle ne s'empare point produit le phénomène que nous remarquons dès que rien ne s'oppose à

leur dégagement. La limpidité de l'eau minérale ne varie point par les changemens de
temps. On a remarqué que pendant les orages,
elle semble bouillonner avec plus de force
dans la fontaine ; cela est dû à ce qui se passe
toujours dans l'ébullition. La température de
l'eau est augmentée pendant l'orage , et alors
les couches inférieures du liquide tendent à se
porter plus rapidement vers sa surface, qui est
en contact avec une atmosphère plus raréfiée.

Le linge lavé dans l'eau thermale devient
rougeâtre au bout de peu de temps, et se déchire facilement, ce qui est dû aux sels de
chaux qu'elle contient.

La température moyenne des eaux thermales
de Bourbonne est de 55° centigr. environ :

Source de la fontaine. . . .	58,75.
Bains civils	57,50.
—— militaires.	50.

Pendant la saison des eaux, cette température
varie peu. Une autre source qui avait paru
dans une maison bourgeoise (Maran), a été
refoulée sous terre. Il est probable qu'il n'y a
qu'une source principale, et que les différences de degrés que nous remarquons dans

celles que nous connaissons ne proviennent que du plus ou moins de calorique que perdent les divisions de la source-mère en filtrant au travers des terres.

Le calorique des eaux thermales semble leur avoir été donné par une opération que nos connaissances actuelles ne nous permettent pas d'imiter; il lui est uni d'une manière bien plus intime qu'à l'eau chauffée artificiellement; elle se refroidit moins promptement que l'eau chauffée à un degré semblable au sien; dans un temps donné, elle entre plus lentement en ébullition que l'eau commune. D'après les expériences de M. Athénas, sous une pression atmosphérique de 76 centim., il lui faut 106,4 degrés pour entrer en ébullition, tandis que l'eau ordinaire n'en exige que cent. On a exposé 250 litres de chacune à 48° centigr. à une température ambiante de 22,50; l'eau thermale ne fut à ce degré que treize heures après le commencement de l'opération, tandis que l'autre y était arrivée quatre heures plus tôt. Si, au contraire, on fait chauffer de l'eau saline froide, et qu'on l'élève à 50°, par exemple, l'eau ordinaire à 50° ne se refroidira pas plus promptement. Quelques personnes

disent avoir fait des expériences qui leur au-
raient donné un résultat tout-à-fait contraire
à ces assertions; mais j'ai observé moi-même
les faits sur les lieux, et je ne fais que rappor-
ter ce que j'ai vu.

Quelle est la source de ce calorique? Je n'irai
point citer toutes les opinions absurdes que j'ai
souvent entendu émettre. Plusieurs médecins
distingués pensent que cette chaleur est due à
l'influence de l'électricité sur ces eaux, dont la
source doit être à une profondeur considérable; le fait est que nous n'en savons encore
rien, et que ce sujet paraît ne devoir pas être
bien éclairci de long-temps (1).

Les causes de leur minéralisation sont évi-
dentes; car à supposer que très-profondément
elles ne fussent pas chargées des sels que l'on
y rencontre, elles pourraient toujours s'en
emparer avant d'arriver à la surface de la terre.
Le territoire de Bourbonne présente des couches de substances argilo-calcaires imprégnées

______

(1) On peut cependant se rendre raison du calorique
des eaux thermales, en admettant des décompositions
chimiques, et en notant qu'il paraît démontré que la
température est d'autant plus élevée que l'on s'avance
davantage vers le centre de la terre.

de fer qui les colore diversement, et de sulfate de chaux. Quelques écrivains prétendent qu'il existait jadis des salines dans les environs de Bourbonne. Les eaux de presque toutes les fontaines d'eau froide que l'on rencontre, contiennent les mêmes sels que l'eau minérale dans une moindre proportion.

Les principes chimiques de l'eau thermale de Bourbonne sont les suivans :

Hydrochlorate de soude . . .	59,12.
chaux. . .	12,72.
magnésie . .	4,56.
Sulfate de chaux.	15,24.
magnésie.	7,20.
Carbonate de fer.	0,36. (1)

Le calorique des eaux thermales doit être considéré comme un de leurs élémens. Faites chauffer ces eaux refroidies ; leur action n'est plus la même sur l'économie ; leur capacité pour le calorique a diminué. Les eaux thermales ne peuvent point être imitées artificiellement, malgré tous les procédés que l'on a pu mettre en usage. Leur saveur n'a plus été la même ; leur action sur les tissus a été entiè-

---

(1) Une matière extractive mêlée à une petite quantité de carbonate de chaux, et des traces d'hydro-brômates.

rement différente. Ce principe salutaire qui produit des guérisons extraordinaires est dû, sans doute, à l'union intime du calorique avec les diverses parties de l'eau. Il est détruit dès que cette eau a perdu quelqu'une de ses propriétés ; il en est ici, en un mot, comme d'une foule de phénomènes dont l'Être-Suprême semble nous avoir dérobé l'essence afin que nous ne puissions pas oublier sa grandeur.

Il est certain que les eaux de Bourbonne ne déposent point leurs principes salins, à moins qu'elles ne soient exposées à l'air ; ou en contact avec quelque substance susceptible de les décomposer. Elles forment, avec les terres sur lesquelles elles passent, une boue que M. Vauquelin a analysée dans l'état de siccité.

Matières { animales végétales } . . .		15,40.
Silice		64,40.
Fer oxidé.		5,80.
Chaux.		6,20.
Magnésie.		1.
Alumine.		2,20.

Lorsqu'elles sont humides, elles laissent évaporer de l'hydro-sulfate d'ammoniaque provenant de la décomposition de l'eau et des parties extractives que l'on y rencontre.

CHAPITRE III.

MODES D'ADMINISTRATION DES EAUX.

Les eaux thermales de Bourbonne se prescrivent en bains, en douches; en étuves, en boissons. On emploie aussi la boue qu'elles forment avec les terres voisines.

Pour déterminer rigoureusement la manière d'employer ces divers moyens, il faudrait les suivre dans chaque maladie en particulier. J'essaierai cependant de donner une idée générale de leur prescription, me réservant d'en parler avec plus de détail dans quelques considérations sur les maladies auxquelles les eaux thermales conviennent. Dans les cinq articles suivans, nous n'avons en vue que d'indiquer la manière dont on les administre le plus communément, pensant que le médecin qui suit un malade, peut seul varier son traitement, suivant les divers symptômes qui se présentent et la sagacité que son expérience lui aura acquise.

BAINS.

On donne les bains d'eau thermale, suivant le même mode que les bains ordinaires ; en bains entiers, demi-bains et bains partiels. Mais quel est le degré convenable pour ces bains ? quelle doit être leur durée ? On ne peut ici l'indiquer bien rigoureusement. Il faut connaître et les forces et le tempérament du malade que l'on traite ; observer l'action des eaux sur la circulation, les organes digestifs, le cerveau, les voies urinaires, les systèmes nerveux, perspiratoire, etc. ; encore leur effet varie-t-il suivant le tempérament, l'âge, le sexe, la maladie.

En général, la chaleur des bains généraux, ne doit pas excéder 42° centigr. à un degré plus élevé, on courrait les risques d'exciter quelque désordre dans les fonctions de la circulation. A un degré trop inférieur, ou l'on n'obtiendrait que peu d'effet de l'usage des eaux, ou le système nerveux pourrait être affecté particulièrement, et l'on n'aurait qu'un effet contraire au but que l'on s'était proposé.

Leur degré de chaleur doit donc varier de 28 à 42°. On commence ordinairement à prendre un bain d'une demi-heure ; au bout de quelques jours, on le prend d'une heure. Il faut habituer progressivement le malade à l'action des eaux. La durée moyenne d'un bain est de 40 minutes. Doit-on couper le bain avec de l'eau saline froide ou avec de l'eau ordinaire ? La dernière précaution me semble inutile, car on peut, lorsqu'on redoute une action trop vive des eaux sur l'économie, on peut, dis-je, diminuer le degré de chaleur du bain et sa durée.

DEMI-BAINS.

Les demi-bains sont employés lorsque les membres inférieurs sont seuls affectés, mais le plus ordinairement, lorsque l'on redoute quelque accident vers les organes de la tête ou de la poitrine. Ces demi-bains peuvent être pris plus chauds que les bains entiers. On peut les prescrire dans l'intention de produire un effet dérivatif. On en a obtenu quelquefois de bons effets dans les hydrothorax et les hydropisies. Les parties du corps qui ne plongent pas dans le bain, doivent être recouvertes avec précaution.

BAINS LOCAUX

Les bains locaux se prescrivent lorsqu'un des membres supérieur ou inférieur est seul malade. Par exemple, dans un commencement d'ankylose des articulations, les rétractions de tendons, suite de blessures, les cicatrices vicieuses, etc. Remarquons que les bains généraux conviennent seuls pour les plaies fistuleuses et les vieux ulcères. On voit assez fréquemment des érysipèles se développer sur le lieu affecté dans ces deux derniers cas, accident qui arrive bien plus promptement, si l'on donne des bains locaux pour ces maladies qui, le plus souvent, sont plutôt générales que locales.

BOISSON.

Il paraît d'après plusieurs anciens, Hubert Jacob entre autres, que l'on n'a commencé à administrer l'eau thermale en boisson que vers le commencement du seizième siècle. Jusque là les bains s'employaient seuls, en conséquence, l'usage des eaux ne pouvait alors s'appliquer à un aussi grand nombre de maladies que maintenant. Il est même à remarquer que dans plusieurs, on ne fait usage que de l'eau en boisson. —

Chez les personnes d'une constitution robuste, on peut, en général, administrer les eaux à la fois, en bains et en boissons; mais chez les individus faibles, dont l'estomac est délabré, dont la poitrine est peu développée, on doit commencer par prescrire les bains seulement, et avec les précautions qu'exige leur état. Ainsi, en thèse générale, après avoir préparé son malade par deux ou trois bains, on lui fera boire un verre d'eau. Si ce premier verre passe avec facilité, on en donne bientôt un second. Enfin, on peut en augmenter la dose jusqu'à cinq verres au plus, suivant que l'estomac s'y prête avec plus ou moins de complaisance. L'eau bue en plus grande quantité ne peut qu'être nuisible. Elle irrite la muqueuse de l'estomac, trouble la digestion, donne des diarrhées violentes, ou des constipations opiniâtres qui obligent à cesser l'usage des eaux.

Il est des personnes chez lesquelles un ou deux verres d'eau causent de la constipation ou de la diarrhée, tandis qu'à la dose de trois ou quatre verres, elles amènent un effet tout opposé.

En général, peu importe l'heure à laquelle on prend les eaux à l'intérieur. Cependant, il est là dessus quelques règles à établir. On doit boire l'eau minérale au moins deux heures avant son repas et trois heures après. Il est préférable d'en faire usage le matin et le soir. La manière, dont on la prend, n'est pas indifférente. Par exemple, on doit éviter de la boire dans le bain. Je ferai cette recommandation surtout aux personnes faibles. La pression que le bain exerce sur l'estomac, sur la poitrine, s'oppose à ce que le premier organe digère cette eau avec facilité. On verra souvent des lipothimies arriver chez ceux qui boivent beaucoup d'eau dans leur bain. Il faut donc la boire avant ou après. A cinq heures du matin, on prend un verre d'eau; un quart-d'heure après on en prend un second, jusqu'à ce qu'on ait bu le nombre prescrit à de légers intervalles. On se promène, et une heure après le dernier verre, on prend son bain, etc. Il faut promener ses eaux, dit-on généralement. Rien n'est plus vrai. C'est le meilleur moyen de les digérer avec facilité, et, en conséquence, d'en obtenir un effet salutaire. Les personnes qui ne peuvent s'astreindre à ce que je viens d'indiquer, doivent les boire après leur bain. Enfin, les personnes robustes peuvent bien s'écarter un peu de ces règles, mais en sortant du bain, ils doivent aller se mettre au lit; car il serait imprudent de se promener dans un moment où la transpiration est tellement abondante, que plusieurs de nos malades sont obligés de changer de lit, une heure après qu'ils s'y sont mis.

A quel degré, demandera-t-on, doivent être bues les eaux de Bourbonne? Au degré le plus chaud que l'on peut supporter. En voilà plusieurs raisons : 1° l'eau minérale froide est légèrement amère, nauséabonde; 2° l'eau chaude passe avec plus de facilité; 3° l'eau chaude semble s'associer à nos tissus avec plus de promptitude, et, d'ailleurs, le principe vivifiant de l'eau thermale, le calorique n'en peut être séparé sans que ses propriétés ne soient si non détruites, au moins beaucoup diminuées.

On transporte de l'eau en bouteille, et les malades doivent la faire chauffer avant de la boire. L'expérience prouve qu'alors les propriétés de cette eau échauffée artificiellement, ne sont pas entièrement les mêmes que celles de l'eau thermale naturelle. Cependant, réchauffée, elle est bien préférable aux eaux artificielles, car on n'a réellement pas encore pu imiter les eaux thermales naturelles. En conséquence de ce que je viens d'alléguer, les malades doivent, le plus possible, boire l'eau qui leur est prescrite sans intervalle, et ne point la conserver dans leur bouche.

Tous les estomacs ne peuvent également la digérer. Chez les uns, elle produit des douleurs, des pesanteurs, des aigreurs, des nausées, des vomissemens, etc. Ces effets là ne sont dus souvent qu'à la répugnance que les malades éprouvent à la boire, plutôt qu'à son action sur les voies digestives. Comment vaincre cette répugnance ou diminuer cette action sur le tube digestif? Le seul moyen est de ne pas la donner pure. Ainsi sur un verre de liquide, on commencera par n'en mettre que le quart, la moitié, les trois quarts, jusqu'à ce que le malade s'y habitue. On emploiera pour la couper, du lait, de l'eau gommeuse, de l'infusion de tilleul. Ce dernier moyen est le meilleur. On fait chauffer son infusion de tilleul, et on la mêle à l'eau thermale à l'instant où on veut la boire.

DOUCHES.

On entend par douche, une colonne d'eau que l'on dirige sur un point quelconque du corps. On fait communiquer avec un réservoir, un tuyau principal dont les subdivisions se terminent par un ajutage de cuir auquel un robinet est adapté. On peut à volonté, varier la direction de la douche et son calibre. Il est clair que plus le réservoir est élevé, plus la douche a de force. Le diamètre du robinet a ordinairement trois ou quatre lignes, et se modifie suivant l'excitation que l'on veut obtenir de la douche. Suivant la direction que l'on donne aux douches, elles sont descendantes, ascendantes, latérales. On distingue encore celles au piston, en nappes, en arrosoir. On avait construit aux bains civils une douche ascendante, mais on ne l'employait que rarement. Il est probable que maintenant les médecins la conseilleront plus souvent.

La température des douches est la même que celle des bains; le plus communément on peut la diminuer avec de l'eau minérale froide, à l'aide de robinets qui s'ouvrent dans les tuyaux qui conduisent l'eau chaude. La durée des douches doit varier suivant l'irritabilité des individus, le lieu sur lequel on les faits frapper etc. Ordinairement on les prend d'abord de dix minutes, on peut ensuite en porter la durée jusqu'à demi heure, passé ce terme, leur effet ne peut être que nuisible par la trop grande excitation qu'elles causent dans la partie frappée, lors même que les forces générales du malade ne paraissent pas en souffrir.

On ne fait guère usage à Bourbonne que de la douche descendante et de celle en arrosoir qui, comme son nom l'indique, ne fait qu'arroser légèrement les parties sur lesquelles elle est dirigée. On n'emploie ni les douches latérales ni les douches ascendantes, mais on a l'intention d'en faire construire. La douche ascendante est une des principales bases de traitement à Luxeuil, où les eaux ne sont pas, à la vérité, aussi actives. Le bon effet que l'on a retiré à Bourbonne, de l'usage des injections et des lavemens, donne tout lieu de croire qu'elle serait fort utile dans plusieurs maladies. Dans le squirrhe, dans les paralysies du rectum, dans toutes les inflammations chroniques de cet organe ; de plus chez

les femmes on l'emploirait dans les pertes blanches, les ulcères du vagin, de la matrice etc.

C'est ici le cas de parler des injections d'eau
minérale. Elles peuvent quelquefois remplacer
la douche ascendante, lorsque celle-ci pourrait
être employée; elles sont excitantes et ne doivent s'employer, les lavemens surtout, qu'avec
précaution.

Sur quels points doit-on faire frapper la
douche? quels organes doit-on en garantir?
quel effet produit-elle sur les organes, sur
l'économie en général? Nous ne répondrons à
ces questions qu'après avoir exposé l'action des
eaux en général.

Lorsqu'on a pris douze ou quinze douches
on les cesse ordinairement pendant sept ou huit
jours comme les bains. On ne doit s'exposer à
leur action qu'après avoir pris quelques bains
ou avoir fait usage de l'eau à l'intérieur. Elles
produiraient une action trop vive, si déjà l'on
n'y était préparé. La même différence existe
entre les douches d'eau minérale et celles
d'eau ordinaire, qu'entre les bains ordinaires
et ceux d'eau thermale saline; ce n'est pas que
quelques personnes vigoureuses ne puissent
faire un usage immodéré des eaux, mais sou-

vent elles ont été victimes de leur imprudence. Les individus faibles ne doivent donc les prendre qu'avec modération; l'expérience prouve qu'il est avantageux de se remettre dans son bain un moment après avoir pris la douche. Le malade se mettra ensuite dans son lit, et à la sueur locale qui a paru quelques instans après la douche, il en surviendra une générale plus ou moins abondante.

BOUES.

Les boues que l'eau thermale forme avec les terres qui se trouvent en contact avec elle, étaient très-employées autrefois; maintenant on en fait moins souvent usage, on ne les prescrit qu'à l'extérieur en cataplasmes. On les voit réussir contre les dartres squammeuses, pustuleuses, érithémoïdes anciennes. Dans les douleurs articulaires des membres, des mains et des pieds en particulier; lorsqu'on veut changer la nature d'un vieux ulcère; lorsqu'on veut résoudre un engorgement tenant au scorbut ou à une affection lymphatique; on ne doit y recourir, au reste, qu'avec beaucoup de circonspection.

ÉTUVES.

Depuis quelques années on a établi deux bains de vapeur humide à Bourbonne ; l'un aux bains civils ; l'autre à l'hôpital militaire. Ce sont de petites chambres situées au-dessus des puisards, elles présentent au milieu, une ouverture fermée, pour ainsi dire, par une table en bois percée de cinq ou six trous qui laissent entrer la vapeur de l'eau dans l'étuve. Les malades se tiennent debout ou sont assis sur cette table ; ne vaudrait-il pas mieux que l'ouverture fut garnie d'un grillage en fer ou en bois et que les malades fussent assis autour sur des siéges de bois ? La chaleur est un peu plus forte à l'étuve des bains civils qu'à celle de l'hôpital militaire ; celle-ci ne s'élève guère qu'à 40° centigr. on avait proposé des étuves portatives où le corps seul est exposé à la chaleur. L'effet n'en est pas le même, et on a au moins, autant à craindre les congestions cérérébrales. Sur plus de six cents malades que j'ai vus aux étuves actuelles, malades dont quelques-uns étaient tellement faibles qu'ils pouvaient à peine supporter l'usage des bains, je n'en ai vu qu'un seul se trouver mal , encore venait-il de prendre un bain trop chaud.

Quelle doit être la durée de l'étuve ? On doit commencer par y demeurer dix minutes, puis un quart d'heure; vers la cinquième on peut y rester une demi heure ; on s'expose à des congestions cérébrales si l'on y reste plus long-temps. Il vaut mieux prendre l'étuve moins chaude , et y rester quelques minutes de plus.

Le malade ne doit faire usage d'étuves, qu'après avoir pris huit ou dix bains ; il peut les continuer après avoir cessé les bains, mais il doit les interrompre elles-mêmes après en avoir pris douze ou quinze , et les reprendre sept ou huit jours après.

CHAPITRE IV.

ACTION DES EAUX (1).

Les bains, en général, imprègnent une sorte de rigidité à la peau, facilitent la chute des écailles épidermoïdes. Quelque temps après leur usage, elle devient lisse, offre au toucher une impression analogue à celle que l'on ressent lorsqu'on se met dans le bain. Elle devient plus souple, cède avec plus de facilité aux mouvemens des muscles. Les vaisseaux absorbans et exhalans agissent avec plus d'énergie; la transpiration est considérablement augmentée.

L'action des vaisseaux dans le tissu cellulaire acquiert plus de vitalité. Les baigneurs ont

---

(1) Les eaux thermales de Bourbonne-les-Bains peuvent être considérées d'une manière générale comme toniques, purgatives et stimulantes.

ordinairement plus d'embonpoint à leur départ qu'à leur arrivée ; il se développe une inflammation dans les parties qui ont été affectées d'engorgement. Nous avons remarqué plusieurs cas où le tissu cellulaire, étant réduit à l'état lardacé, la résolution s'est opérée, tandis que chez d'autres il est survenu une suppuration abondante.

Les muscles acquièrent plus de force ; leurs fibres se contractent plus facilement, les tendons deviennent plus souples, cèdent moins difficilement aux tractions.

Lorsque nous nous mettons dans un bain, nous éprouvons une espèce de crispation ; il semble que nous sommes légèrement électrisés. Cette seule sensation nous démontre l'action des eaux sur le système nerveux. Il n'est point douteux que les nerfs ne soient sujets à des inflammations comme les autres organes ; c'est particulièrement sur eux qu'agissent les eaux de Bourbonne. Admettons-nous un état de faiblesse, d'inertie dans ces organes ? elles réveillent leur action, leur donnent une nouvelle vie. L'inflammation, au contraire, est-elle chronique, a-t-elle donné lieu à une irritation du névrilème ou en est-elle le résultat, nous voyons passer cette inflammation à l'état aigu et disparaître enfin.

De même que les tendons, les ligamens acquièrent une souplesse notable, se distendent bientôt plus facilement ; le système fibreux, les fibro-cartilages acquièrent plus de mollesse ; l'expérience et l'anatomie pathologique nous en offrent les preuves. Nous voyons chaque jour de fausses articulations opérer, à la suite des eaux, des mouvemens dans tous les sens, tandis qu'auparavent les malades ne pouvaient agir. On cite plusieurs cas où des luxations, qui jusque-là n'avaient pu être réduites, l'ont été avec la plus grande facilité. Chez des individus morts pendant l'usage des eaux, j'ai observé que les fibro-cartilages des vertèbres ne présentaient plus la même résistance que dans l'état naturel.

Il est bien remarquable que le tissu osseux participe aussi à ce ramollissement. Les fractures s'opèrent plus facilement chez la personne qui prend les eaux que chez toute autre ; quelquefois le cal des fractures mal réduites subit un nouveau travail ; on est obligé de suspendre le traitement chez les personnes qui se sont fracturées récemment un os, et de ne recom-

mencer l'usage des eaux, que lorsque les frag-
mens sont parfaitement consolidés; ainsi on ne
devra, en général, conseiller l'usage des eaux
à un malade qui aura perdu les mouvemens
d'un membre par suite d'une fracture, que
cinq à six mois après l'accident.

L'inflammation chronique des glandes en
général passe à l'état aigu, et elles reviennent
à leur état primitif; c'est ce que nous remarquons dans les engorgemens du foie, de la
rate, des glandes salivaires, de la prostate : cet
effet est peu marqué pour celui du corps thyroïde et des reins.

Les vaisseaux et ganglions lymphatiques,
qui, soit par un vice scrofuleux ou bien souvent à la suite de traitemens mercuriels, sont
frappés de subinflammations qui passent à l'é-
tat chronique, recouvrent une nouvelle énergie par l'usage des eaux ; la lymphe circule
avec plus de rapidité, les canaux qui forment les ganglions se dégorgent, et nous
avons vu beaucoup de scrofuleux chez qui des
tumeurs aux articulations, aux aines, au cou,
ont entièrement disparu.

L'action des eaux, qui, sur une membrane
muqueuse récemment enflammée, produit

l'effet le plus dangereux, est au contraire extrêmement salutaire lorsque l'inflammation est chronique ; elle excite cette membrane ; l'énergie de ses follicules augmente, et nous voyons ces inflammations chroniques revenir à l'état aigu et disparaître. Quelquefois il arrive que l'inflammation ayant passé à l'état aigu, on est obligé de supprimer les eaux et de recourir aux moyens usités : leur action est à peu près la même sur les séreuses.

On prétend que les eaux amènent la chute des cheveux : je n'en ai pas vu d'exemple : nous savons d'ailleurs que l'immersion habituelle de la tête dans une eau quelconque, surtout si elle est salée, amène plus ou moins promptement la dépilation. Les baigneurs ne doivent donc pas craindre de devenir chauves précisément parce qu'ils auront pris les eaux de Bourbonne. Un point important serait de connaître parfaitement l'action de l'eau thermale, sur l'estomac : on n'est pas encore parvenu là ; mais l'expérience a démontré depuis longtemps que les eaux n'étaient point aussi avantageuses, n'amenaient point une guérison aussi sûre, lorsqu'on ne pouvait pas les prendre à l'intérieur. Autant les eaux en

boisson sont contraires dans une gastrite aiguë, autant elles sont utiles dans une gastrite,
dans une entérite chroniques. Je regarde comme
la plus raisonnable, l'opinion qu'un médecin
de Bourbonne a émise à ce sujet. Nous devons
considérer deux agens dans l'eau thermale :
les minéraux, qui sont toniques, stimulans,
irritans; le calorique, qui agit à la manière
d'une fomentation légèrement stimulante.
Les sels agissent d'abord localement sur la
muqueuse, tandis que le calorique pénètre
doucement les tissus et s'étend vers les parties
voisines. Espérons que la nature de ce calorique et son union intime aux eaux thermales,
seront un jour mieux connues; il restera alors
moins de doutes à l'égard de leur manière d'a-
gir sur nos tissus.

ACTION PARTICULIÈRE DES DOUCHES.

Toutes les fois que dans un point quelconque
on veut réveiller l'action vitale, produire une
inflammation nouvelle ou faire passer une
inflammation chronique à l'état aigu, faites
frapper la douche sur cette partie et il est
certain que vous obtiendrez l'état désiré. Il

est bien difficile de déterminer, en général, sur quels points on doit faire frapper la colonne de liquide; ce n'est qu'après avoir exposé son effet sur l'économie, que nous pourrons indiquer sur quelles parties on peut la recevoir sans inconvénient.

Agissant sur la peau, la douche y détermine une irritation vive dans le premier instant; bientôt le lieu sur lequel elle est dirigée paraît blanc, tandis qu'il se forme une aréole d'un rouge très-marqué, la chaleur est augmentée, la douleur se réveille avec plus de force; le malade est souvent obligé d'interrompre; voilà l'effet des premières douches.

Souvent aux symptômes précédens, il se joint un ébranlement général que le médecin doit noter soigneusement, car souvent on a à redouter des accidens vers le cerveau. De la quatrième à la sixième douche, les douleurs diminuent, ces phénomènes sont moins marqués; le malade éprouve ensuite un bien être sensible, les douleurs sont nulles tandis qu'il est exposé à la douche : vers la douzième tout a disparu; les douleurs habituelles du malade ne le tourmentent plus.

Il serait à désirer pour l'humanité que l'effet

des douches fût toujours celui que je viens d'exposer; mais il est plusieurs cas où la secousse, l'ébranlement qu'elles produisent, empêchent de les continuer, l'inflammation est tellement violente que si l'on n'y remédie promptement, on s'expose aux plus grands dangers. Remarquons, toutefois, que chez presque tous les baigneurs, la douche ne produit qu'un effet salutaire, et que rarement il se manifeste des accidens chez les malades, lorsqu'ils sont dirigés par un médecin prudent; nous parlerons des cas où il faut supprimer les douches, en traitant des accidens qui peuvent survenir pendant l'usage des eaux.

Elles développent une prompte irritation dans le tissu cellulaire; lorsque ce tissu est atteint d'une inflammation chronique, il est rare que celle-ci ne se termine pas par la suppuration. Les ganglions lymphatiques passent souvent à l'état d'induration, sous l'effet des douches; il en est de même des glandes, du foie, de la rate, du corps thyroïde; la prostate surtout, ne peut résister à l'action d'une douche ordinaire. C'est dans les engorgemens de ces derniers organes que prévalent les douches en arrosoir, qui, par une action modérée, prógressive, amènent une légère inflammation dont la terminaison entraîne presque toujours la résolution de l'engorgement glandulaire. Dans l'insensibilité du cuir chevelu, dans certaines névralgies, on peut prescrire les douches sur la tête, derrière les oreilles dans le tintoin, etc.; sur le front, sur les paupières, dans l'amaurose; sur le cou, dans la paralysie des muscles cervicaux ou leur rétraction; le long de la colonne vertébrale, sur les lombes, dans les hydropisies, les engorgemens de l'abdomen; sur tous les membres, sur toutes les articulations, évitant le trajet des gros vaisseaux. Les douches en arrosoir conviennent sur la poitrine, les hypochondres, les flancs, le périnée; sur le tissu osseux, elles activent le travail qui s'y opère; dans les vieux ulcères avec carie des os, elles augmentent la suppuration, amènent bientôt l'exfoliation de l'os : dans ce cas, on est rarement obligé de faire des contr'ouvertures, mais il est nécessaire d'agrandir la plaie, soit pour faire des injections avec une petite seringue, soit pour exposer l'os à l'action de la douche; sans cela, l'ulcère ne pourrait pas bien se déterger. Toutes ces considérations ne sont que générales; c'est au médecin traitant, à diriger le traitement suivant les symptômes qui se présentent.

ACTION PARTICULIÈRE DES ÉTUVES.

Le malade, qui va à l'étuve, éprouve d'abord de la répugnance à entrer dans cette petite chambre pleine de vapeur, et où l'odeur, légèrement sulfureuse de l'eau, se concentre; mais il y est bientôt habitué. Il se sent d'abord saisi par une douce chaleur; bientôt une légère constriction se fait ressentir vers la poitrine; les veines se gonflent, celles des membres particulièrement. Une rosée abondante couvre la figure, la poitrine, et enfin la transpiration devient générale. Le liquide qui ruissèle sur notre corps n'est-il que de la transpiration? Non sans doute; une partie de la vapeur qui nous environne vient se condenser sur la peau, c'est ce qui nous fait éprouver de la fraîcheur sur quelques points du corps, quoique la température qui l'environne ait 35-40 degrés de chaleur : mais cette vapeur ne se condense qu'en petite quantité. La meilleure preuve que l'on en puisse donner, c'est que quelques personnes n'y transpirent que

fort peu. La sueur est beaucoup plus abondante, lorsqu'on sort du bain ou de la douche ;
cela se conçoit facilement : d'abord on absorbe
beaucoup d'eau dans le bain ; en second lieu,
nous avons vu que l'action des douches était
d'exciter spécialement les vaisseaux capillaires
et le système perspiratoire.

C'est dans les maladies cutanées que les
étuves conviennent principalement ; dans les
douleurs syphilitiques anciennes, les exostoses,
lorsqu'on veut exciter une dérivation générale
vers la peau. L'usage des étuves ne doit être
prescrit, en général, que dans un traitement
mixte, et après avoir déjà habitué l'économie
à l'action des eaux. L'usage de nos étuves n'im-
prime point au malade la faiblesse et l'en-
gourdissement qu'occasionent en général les
autres bains de vapeur. Nous devons remarquer qu'elles ne conviennent point aux personnes débiles, apoplectiques, affectées de
maladies des poumons, etc. Nous avons dit
plus haut dans quels cas on employait les
boues, et qu'elle était leur manière d'agir.

CHAPITRE V.

On conseillait autrefois aux malades qui voulaient faire usage des eaux, des saignées, des purgatifs, etc., cette méthode, qui était devenue une routine absurde, a été abandonnée par les médecins sages, qui n'adoptent pas sans les raisonner les coutumes de leurs prédécesseurs. Un malade arrive-t-il aux eaux de Bourbonne? il est ordinairement fatigué par le voyage. L'heure des repas ayant été changée, sa nourriture n'ayant pas été la même, l'estomac n'est pas dans son état ordinaire; il existe souvent de la constipation; la circulation est plus agitée que de coutume. On doit lui conseiller alors de se mettre au régime pendant deux ou trois jours, de boire une limonade rafraîchissante, etc.; on prescrit ensuite les bains. Si le malade est d'une bonne constitution, et si ses occupations ne lui permettent pas de rester long-temps à Bourbonne, on commence son traitement par un bain le lendemain de son arrivée ; trois ou quatre jours après, on commence l'usage de l'eau en boisson, etc. ; bien entendu que les personnes faibles doivent apporter dans leur traitement les plus grandes précautions.

On n'est pas d'accord sur l'époque à laquelle on doit venir prendre les eaux ; il suffit d'avoir observé leur effet, et de savoir qu'elles agissent encore sur l'économie plusieurs mois après qu'on les a prises, pour être fixé à ce sujet. Les mois de mai et juin sont toujours préférables, surtout pour les personnes qui habitent le nord de la France. Pour les affections cutanées, syphilitiques, rhumatismales, les paraplégies, le changement subit que l'on éprouverait dans la transpiration habituelle, pendant les mois d'octobre, novembre et suivans, lorsqu'on vient de terminer un traitement par les eaux thermales, ce changement, dis-je, ne peut être que dangereux, et s'il ne rend pas l'usage des eaux nuisible, il le rend au moins inutile.

Pour les rétractions de tendons, les ankyloses, les cicatrices vicieuses, les ulcères, on peut choisir indifféremment le temps que l'on préfère. Les mois de mai et de septembre conviennent mieux aux paralysies , suite d'apoplexie; à tous les individus, en général, d'une constitution apoplectique, aux inflammations chroniques des viscères abdominaux , suite de fièvres intermittentes.

Toutes les fois que le temps est pluvieux, que l'atmosphère est chargée d'électricité , on doit suspendre le traitement; il en est de même lorsque quelque accident se manifeste chez le malade. Les céphalalgies , éblouissemens , diarrhées violentes , constipations opiniâtres, accès de fièvre intermittente , inflammation des voies digestives, ophtalmies, hémoptysies, voilà les maladies qui, le plus communément, pourraient compliquer l'état morbide des baigneurs ; dans ces cas là , il faut toujours suspendre les eaux , et ne les reprendre que lorsque tous les symptômes ont disparu.

De quelque affection que l'on soit atteint, quoiqu'elles né changent nullement de nature pendant l'hiver, les eaux seront plus nuisibles qu'utiles pendant cette saison. Il est inutile d'entrer dans des détails à ce sujet , car c'est une chose tellement démontrée par l'expérience, que l'on ne voit jamais de baigneurs à Bourbonne à cette époque de l'année.

On entend par saison des eaux, un nombre de jours déterminé pendant lequel on fait usage des bains, etc. On ne peut point ici fixer de limites bien rigoureuses, car tandis que tel individu supporte vingt-cinq et trente bains sans le moindre accident, tel autre, au contraire, est obligé de les suspendre vers le douzième ou le quinzième. C'est au médecin traitant a diriger le malade. Voilà l'ordre que suivent généralement les meilleurs praticiens : au troisième ou quatrième bain, on prescrit l'eau en boisson, et on augmente la quantité graduellement, comme je l'ai déjà dit, jusqu'à trois ou quatre verres ; au cinquième bain, on prescrit une douche ; au huitième ou au dixième, on envoie le malade à l'étuve ; après le vingt-unième bain, on suspend entièrement l'usage des eaux. Si le malade est astreint à un traitement mixte, on continue à administrer les tisanes, médicamens, etc. ; si, au contraire, il fait simplement usage des eaux, on lui prescrit la tisane qui lui est le plus agréable. Le malade doit être au repos, en général, pendant sept ou huit jours au moins.

Nous voyons, d'après ce qui vient d'être dit, que l'on a divisé le temps pendant lequel on fait usage des eaux en cinq saisons. Le médecin doit céder le moins possible au désir qu'ont, en général, les baigneurs, de ne pas suspendre leur traitement. L'expérience a donné de tristes preuves du danger qu'il y a à abuser des eaux. Les bains sont nuisibles aux femmes tant qu'elles ont leurs règles; aussi doit-on choisir ce moment pour les mettre au repos, qui doit être plus prolongé que chez l'homme, en raison de l'époque menstruelle et de leur faiblesse.

J'ai souvent entendu demander pendant combien de saisons on devait prendre les eaux? pendant combien d'années on pouvait revenir à Bourbonne? C'est une question difficile à résoudre, et sur laquelle le médecin traitant peut seul éclairer le malade. Il est, en effet, des personnes qui se trouvent guéries par une seule saison, tandis que d'autres n'obtiendraient aucun effet des eaux, avantageux du moins à leur maladie, quoiqu'ils en feraient usage pendant plusieurs années. On juge assez ordinairement pendant la première saison, du bien-être qu'amèneront les eaux.

On conseille souvent de ne prendre qu'une saison dans une année; il est assez rare que le malade guérisse par l'usage de la troisième et de la quatrième, lorsque les premières n'ont amené dans son état aucun résultat avantageux. On doit les continuer si, à la fin de la deuxième, on s'aperçoit d'un changement assez notable, et si la santé générale du malade peut les supporter sans danger. Lorsqu'au contraire, son état ne permet pas de poursuivre son traitement, on le renvoie après la première saison, et on l'engage à revenir prendre la troisième ou la quatrième. Comme les eaux agissent encore long-temps après que l'on en a fait usage, il arrive fort souvent une amélioration générale deux mois, trois mois après que les malades sont de retour dans leurs foyers. Il est à remarquer que, dans toutes les maladies, elles produisent un effet plus prompt et plus certain la deuxième année que la première. Elles peuvent se continuer trois ans, quatre ans de suite pour la même maladie; mais si, après ces nombreux voyages à Bourbonne, on n'a pas obtenu une guérison complète ou un soulagement bien marqué, il est inutile d'y revenir de long-temps, à moins que ce ne soit pour combattre une affection autre que celle qui nous y avait déjà amenés.

Lorsqu'on a fait usage des eaux, et que l'on est sur le point de retourner à ses occupations habituelles, pour peu que l'on soit éloigné de Bourbonne, il faut se reposer au moins six ou huit jours avant de se remettre en route ; autrement on court les risques de contracter pendant le voyage, ou une pleurésie, ou une angine, ou toute autre affection aiguë. J'ai cité les premières parce que ce sont les maladies qui attaquent particulièrement les baigneurs lorsque, pendant l'usage des eaux ou immédiatement après, ils se livrent à la fatigue ou à un exercice violent.

Lorsque le malade a fini son traitement, on ne doit pas le saigner, lui donner de purgatif ou tout autre médicament, à moins qu'une affection survenue à la suite de l'usage des eaux ne l'exige. S'il était assujéti à un traitement mixte, on lui continue ordinairement les médications que l'on avait prescrites pendant qu'il était à Bourbonne ; autrement, il doit reprendre peu à peu chez lui sa vie habituelle, éviter toute espèce d'excès, avoir soin de ne se fatiguer ni par un exercice violent, ni par une trop grande contention d'esprit, au moins pendant plusieurs mois.

Je crois ne devoir point parler des maladies que l'on traite par les eaux avant d'avoir donné quelques détails sur la manière dont le malade doit vivre à Bourbonne pendant son traitement.

Personne n'ignore combien les affections de l'âme influent sur la santé de l'homme. Combien de maladies chroniques, d'engorgemens des viscères , d'affections nerveuses particulièrement, ne sont dus qu'aux peines morales auxquelles les malades ont été en proie ! Ne voyons-nous pas chaque jour des attaques d'apoplexie, des névralgies, des affections de l'estomac, etc., naître à la suite de passions violentes, de chagrins domestiques, d'un amour contrarié ? Le médecin doit chercher à bien connaître l'état moral de son malade, car s'il ne peut guérir son imagination et le ramener au désir de jouir de la vie, soit en combattant ses passions par la raison, soit en trouvant quelque moyen de le ramener à la gaîté et à l'espérance, en vain prescrira-t-il les eaux, qui dès lors ne seront pas plus utiles que tout autre médicament.

L'exercice modéré est un puissant auxiliaire des eaux thermales ; les promenades ramènent l'appétit, favorisent les digestions, rétablissent les secrétions. Celles de Bourbonne sont assez variées. Il faut éviter la trop grande ardeur du soleil et les approches de la nuit qui est presque constamment accompagnée d'un épais brouillard. Les promenades à cheval, en voiture, sont également salutaires à ceux qui peuvent les supporter. Le malade doit fréquenter la société : c'est dans les jeux, les distractions de toute espèce, qu'il oubliera les soucis de ses occupations ordinaires; qu'il retrouvera la gaîté. La liberté de son esprit ne contribuera pas peu à rétablir l'harmonie de ses fonctions physiques ; car on sait que les maladies chroniques disparaissent d'autant plus facilement que le malade peut les oublier quelque temps.

De même que pour les baigneurs il serait dangereux de prendre un exercice trop violent; de même un excès contraire leur serait nuisible. Le malade doit se reposer, dormir autant qu'il est nécessaire pour réparer ses forces, mais ne point s'abandonner à un état de paresse et d'assoupissement qui contrarie toutes les fonctions : il doit se lever de bonne heure ;

après son bain il se repose environ deux heures pour ne plus se coucher qu'à huit ou neuf heures du soir. Ordinairement on ne dort point lorsqu'on se remet au lit après son bain ; mais le sommeil alors n'est nullement nuisible à l'action des eaux ; l'expérience en est un sûr garant. Il faut bannir la lecture des romans licencieux et les jeux de hasard : le moindre abus dans les plaisirs de l'amour, auxquels on est généralement très-porté par l'excitation des eaux, peut être suivi des plus graves inconvéniens.

Le régime alimentaire doit être varié : on doit manger du pain bien cuit. Le pain fait avec l'eau minérale ne cuit pas bien et a une couleur très-foncée. On fera usage de viandes blanches, de poisson, de légumes de facile digestion. Le malade s'abstiendra de liqueurs fortes, de vin blanc ; le vin qu'il boira habituellement sera étendu d'eau ; il mangera peu de fruits, à moins qu'ils ne soient bien mûrs. Je signale comme très-indigestes pendant que l'on prend les eaux, les fraises, les framboises, les melons, les noix vertes ; du reste, le régime alimentaire doit être tonique et fortifiant.

Les eaux produisent une révolution qui,

excitant toutes les fonctions, donne presque toujours un appétit violent. Le malade doit éviter d'y satisfaire entièrement, et plutôt que de faire des repas copieux, il en fera un plus grand nombre.

CHAPITRE VI.

CONSIDÉRATIONS GÉNÉRALES SUR LES MALADIES QUE L'ON TRAITE AUX EAUX DE BOURBONNE.

De quelque âge, de quelque sexe, de quelque tempérament que soit un malade, on peut en général lui prescrire les eaux de Bourbonne. Remarquons cependant qu'il serait imprudent de les employer chez des enfans de trois ou quatre ans ou chez des personnes d'un âge fort avancé. La nature n'a pas chez eux assez de force de réaction pour résister à la révolution particulière que les eaux produisent. C'est à la constitution lymphatique que les eaux sont le plus avantageuses.

Elles ne sont point utiles à toutes les maladies, comme ont bien voulu le dire quelques-uns de leurs partisans exagérés; il est au contraire un grand nombre d'affections morbides auxquelles elles peuvent être très-nuisibles. Les énumérer serait entrer dans un détail fastidieux ; et il suffit, je pense, de dire qu'elles ne conviennent à aucune maladie aiguë sans exception.

Autant elles seraient contraires à ces dernières affections, autant elles sont généralement utiles à toutes les maladies chroniques ; il est si bien démontré qu'on ne doit les employer que dans des affections de ce genre, que souvent même, lorsque la maladie a passé à l'état aigu , nous sommes obligés d'interrompre l'usage des eaux. C'est cependant uniquement en faisant passer une maladie de l'état chronique à l'état aigu que les eaux de Bourbonne produisent un effet salutaire. Le talent du médecin traitant consiste alors spécialement à distinguer si le degré d'acuité permet la continuation du traitement, s'il n'est autre que celui d'une nature spéciale qu'occasione l'usage des eaux, ou s'il faut au contraire le combattre par d'autres moyens curatifs. Dans une coxalgie chronique, par exemple, fort souvent l'état aigu devient tel qu'il faut suspendre les eaux, recourir aux anti-phlogistiques , etc. Chez les malades qui, indépendamment d'une autre maladie, portaient des inflammations chroniques pulmonaires, on voit quelquefois survenir une pneumonite aiguë qui ne permet plus l'usage des eaux. Il en est de même chez les paralyti-ques, les hémiplégiques particulièrement ; on doit toujours craindre une encéphalite , une nouvelle attaque d'apoplexie, une congestion , soit dans les vaisseaux cérébraux , soit dans ceux de la moelle épinière.

Cette manière d'envisager les eaux thermales dans leur application aux maladies aiguës et aux maladies chroniques est uniquement fon-dée sur l'observation. Nous avions déjà établi, en parlant de leur action sur les tissus et sur l'économie en général, qu'elles ne convenaient qu'aux affections morbides chroniques ; les conséquences en sont assez faciles à déduire pour indiquer, et les maladies auxquelles l'u-sage des eaux convient, et quels doivent être les modes de traitement à employer pour les combattre. Le tableau suivant indique quelles sont celles que l'on traite généralement à Bour-bonne , et qui offrent le plus constamment des résultats avantageux.

Rétractions des muscles et des tendons.

Pertes des mouvemens par défaut d'exercice ; suite de fractures , plaies , cicatrices vicieuses.

Atrophie des membres ; fausses ankyloses.

Toutes les affections rhumatismales an—
ciennes.

Paralysies générales ou partielles.

Névralgies en général ; névroses des sens.

Gastralgies et entéralgies ; hystérie.

Gastrites et entérites chroniques.

Scrofules ; luxations spontanées.

Inflammations chroniques de la vessie ; des
organes sexuels de la femme.

Déplacemens de l'utérus.

Vieux ulcères, dartreux, teigneux, psoriques, syphilitiques, scorbutiques, scrophuleux.

Accidens résultant de la congélation.

Engorgement de la rate, du foie, des ganglions mésentériques et du tissu cellulaire de
l'abdomen ; hydropisie, ascite.

Anaphrodisie des organes génitaux.

Inflammation chronique des membranes sy-
noviales.

Dartres, pustules, affections diverses provenant de maladies syphilitiques anciennes,
ou de l'usage immodéré du mercure.

Chlorose, aménorrhée, ulcères avec carie
des os.

Toutes les fois que l'on voudra réveiller l'énergie vitale, produire une révolution quelconque dans l'économie, on conseillera l'usage des eaux thermales. Il semble que par leur action la nature tend à se dégager de tout ce qui ne peut pas coopérer à l'accroissement des parties, de tout ce qui peut en un mot troubler l'harmonie de ses fonctions. Nous voyons des affections psoriques, herpétiques, syphilitiques, etc., survenir pendant que l'on fait usage des eaux. L'observation a prouvé depuis bien long-temps que lorsqu'il subsiste quelque cause de ces inflammations spéciales on les voit promptement se développer de nouveau. Des corps étrangers qui depuis plusieurs années séjournaient dans quelques parties du corps sans occasioner aucune douleur, donnent bientôt lieu à une inflammation qui se termine par la suppuration, et sont chassés de la place qu'ils occupaient. Il est à propos de dire que le chirurgien doit alors éviter les dangers que pourrait amener une suppuration trop considérable, en pratiquant des incisions et des contr'ouvertures.

Les malades qui arrivent à Bourbonne ont, en général, épuisé toutes les ressources de l'art. La médecine de Bourbonne consiste alors à ne faire usage que des eaux simplement. Il serait plus avantageux de venir peu de temps après que la maladie a passé à l'état chronique, et d'avoir recours aux divers moyens usités en même temps que l'on ferait usage des eaux. Plusieurs observations prouvent que des médications qui n'avaient produit auparavant aucun effet, sont employées avec le plus grand succès de concert avec les eaux thermales.

Pendant les premiers jours de leur traitement, presque tous les malades éprouvent une lassitude assez marquée à laquelle bientôt succède une excitation générale. C'est particulièrement dans les huit premiers jours que l'on a à craindre des attaques d'apoplexie, une irritation vers la poitrine, l'estomac, les intestins, suivant les prédispositions du malade. On voit aussi survenir des ophthalmies, surtout lorsque le malade ne prend pas toutes les précautions hygiéniques nécessaires.

Lorsque l'on craint l'apoplexie, on suspend les eaux pendant deux ou trois jours ; on applique des sangsues à l'anus, et on recommence dès que le cas l'exige. On ne fait de saignées générales que lorsque le sujet est d'un

tempérament eminemment sanguin. Les sangsues appliquées d'une manière opportune sont
préférables. Si une hémoptysie survient, ou
une irritation quelconque vers la poitrine,
employez les saignées générales. Dans ces cas
là, il faut généralement renoncer à l'usage
des eaux. Lorsque la muqueuse gastrique paraît avoir une sécrétion plus abondante que
d'ordinaire, lorsque les phénomènes que les
auteurs ont décrit sous le nom d'embarras gastrique se présentent, il faut avoir recours à
des révulsifs. On administre l'ipécacuanha, le
tartre stibié en lavage. Il est clair que l'on
n'agirait pas ainsi, si on avait une gastrite aiguë. Les médications débilitantes sont peu
employées à Bourbonne. Cette méthode serait
contradictoire à l'usage des eaux thermales,
qui n'agissent que par une action stimulante
et révulsive.

D'après ce que nous venons de voir, les accidens qui s'opposent le plus exclusivement à
l'usage des eaux sont ceux qui se manifestent
vers le cerveau et la poitrine.

Plusieurs phénomènes fort remarquables se
déclarent presque toujours pendant que l'on
prend les eaux ; ce ne sont point des accidens ;

ils peuvent, au contraire, être considérés comme des révulsions salutaires. On peut établir, en thèse générale, que l'un de ces phénomènes au moins se présente chez tous les malades, et que s'il ne s'en présentait aucun, on en pourrait conclure que l'action des eaux est à peu près nulle chez celui qui en est exempt.

En parlant de l'action des douches, j'ai déjà dit que l'augmention des douleurs arthritiques était du meilleur augure, lorsqu'on commence à faire usage des eaux. Cet état aigu peut, mais rarement, se maintenir deux ou trois saisons avant que les douleurs disparaissent.

Chez un malade, il survient une salivation abondante; chez un autre, l'expectoration sera considérablement augmentée; les urines seront épaisses, rougeâtres, très-abondantes. Chez les vieillards, les eaux rappellent souvent des inflammations de la vessie qui guérissent, ainsi que la maladie principale, après une sécrétion considérable de mucus.

En général, du 5ᵉ au 8ᵉ jour, la diarrhée survient. J'ai remarqué que ce phénomène a lieu principalement chez les personnes bilieuses et lymphatiques. Lorsque cette dérivation salutaire fait craindre un état morbide

plus sérieux, on prescrit des préparations opiacées ou des sangsues à l'anus. Lorsque la constipation existe, on prescrit l'eau minérale en
plus grande quantité, des lavemens, ou enfin
quelque pilules écossaises. La constipation est
très-nuisible à l'action des eaux.

Souvent des sueurs très-abondantes se manifestent. C'est un phénomène très-avantageux, surtout lorsque le malade est atteint de
rhumatismes ou d'affections cutanées. Les douches et les étuves y contribuent puissamment;
on ne les suspend, durant le cours d'une saison, que dans le cas où il survient quelque
accident, ou lorsque la constitution du malade
est faible.

Nous savons que chez les malades portant
une affection, soit dartreuse, soit syphilitique,
psorique etc., on voit survenir des dartres, des
pustules, des éphélides, qui exigent alors un
traitement spécial uni à l'usage des eaux. Il
ne faut cependant pas croire que l'on soit atteint de ces maladies, lorsqu'il survient des
éruptions, des sugillations, fussent-elles même
générales; elles paraissent également, quelque
mode que l'on emploie dans l'administration
des eaux; quelquefois ce sont de larges plaques

rouges affectant particulièrement la poitrine, les bras ; d'autres fois tout le corps est couvert de petits points rouges ne s'élevant pas au-dessus du niveau de la peau. Les sugillations s'observent quelque temps après que le malade a fait usage des eaux ; ordinairement, si ces éruptions ne disparaissent pas pendant le traitement, elles passent peu de temps après. Je ne dois pas parler ici de l'aspect varié sous lequel se présentent les dartres, les taches cuivrées, brunâtres, qui sont le résultat de la syphilis, etc. Le malade consultera son médecin sur les divers phénomènes qui se passent chez lui. Il est cependant à ce sujet, une remarque fort importante à faire : les malades venant aux eaux avec une affection interne, douleurs, etc., sans cause bien connue, voient bientôt cette maladie faire place soit à des dartres, soit à des pustules, soit à toute autre affection cutanée. Ces phénomènes, qui ne laissent pas que d'être fort avantageux, se présentent presque toujours pendant la première saison, et disparaissent à l'aide d'un traitement mixte bien dirigé.

Ce que je viens de dire est applicable à toutes les maladies chroniques ; je pourrais citer un grand nombre d'observations de guérison des diverses maladies que j'ai énumérées ; mais je m'en abstiendrai parce que je me mettrais aussi dans l'obligation de citer les observations d'insuccès ; elles doivent faire le sujet d'un travail particulier. A dater de cette année, on devra trouver à l'Hôtel-de-ville de Bourbonne, un journal dans lequel les médecins de cette ville relateront les observations de succès et d'insuccès qu'ils auront obtenus chaque année, pendant la saison des eaux. Je terminerai en faisant remarquer, avec toute la franchise qui caractèrise, en général les chirurgiens militaires, que le plus grand nombre des malades qui arrivent à Bourbonne, ou sont guéris complètement, ou éprouvent dans leur état une amélioration marquée.

FIN.

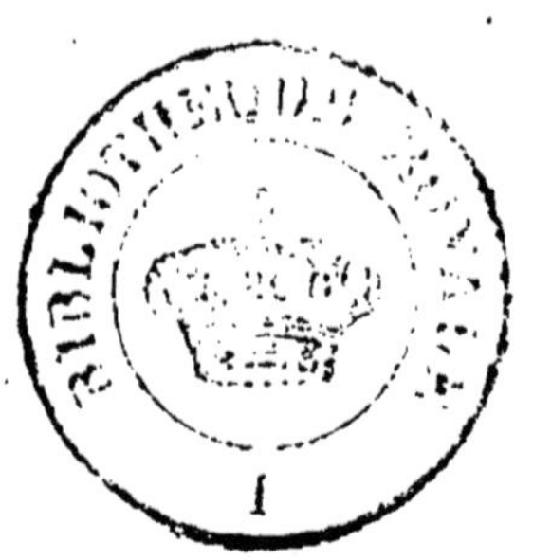

www.ingramcontent.com/pod-product-compliance
Ingram Content Group UK Ltd.
Pitfield, Milton Keynes, MK11 3LW, UK
UKHW022123070726
13613UKWH00003B/1225